ESSAI

SUR LES

Bureaux Ambulants

DES

Postes Françaises

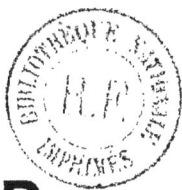

RAYMOND DE CASTERAS
Commis Ambulant

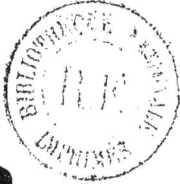

ESSAI

SUR LES

Bureaux Ambulants

DES

Postes Françaises

Dessin hors texte de l'auteur.

PARIS

L'ÉMANCIPATRICE (Imprimerie Communiste)

3, Rue de Pondichéry, 3

1913

A mes Collègues des Bureaux Ambulants,

Témoignage confraternel.

R. DE C.

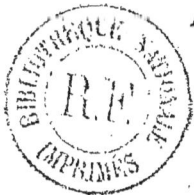

AVANT-PROPOS

Le lecteur ne trouvera pas, en ces quelques feuillets, une étude technique d'ensemble sur le Service Ambulant. Un aussi vaste champ d'observation dépasserait de beaucoup les limites du cadre restreint que m'imposent à la fois et mes moyens et ma compétence.

Sans entrer dans une infinité de détails fastidieux, j'ai tenté simplement d'indiquer les caractères généraux de cette organisation, souvent très imparfaitement connue; de narrer succinctement les phases de son activité, et d'ébaucher quelques-unes des attitudes professionnelles du personnel ambulant.

Pour atténuer cet exposé froid et abstrait de questions administratives, j'ai tenté quelques descriptions que le dessin rendra plus saisissables.

Au point de vue critique, j'ai cru pouvoir me permettre quelques remarques personnelles sur le service

*proprement dit, tout en examinant plus spécialement
dans quelles conditions matérielles et sanitaires s'accomplit l'énorme trafic actuel.*

*Il restera beaucoup à dire, et je ne m'abuse pas sur
la valeur de ce travail. Au point où je l'aurai poussé,
il demeurera sans doute encore inachevé.*

*A d'autres, mieux qualifiés, appartient le devoir
d'aborder les questions vitales de l'organisme postal...*

*Les éclosions lentes ont quelque chance d'être les
plus fécondes; il convient donc, en l'espèce, de laisser
aux compétences le soin de se manifester à l'heure
choisie...*

*Trop heureux si nous avons pu seulement contribuer
à les solliciter et à les encourager à l'action.*

Paris, le 1er Novembre 1912.

R. DE CASTERAS.

CHAPITRE PREMIER

Introduction Historique

La face de la terre, la façon de vivre de l'Humanité a été plus changée depuis un siècle, qu'elle ne l'avait été depuis les temps préhistoriques.

(E. FAGUET).

Bien que l'on ne prétende à passer en revue la situation des Bureaux Ambulants que dans son activité immédiate, il convient de reconnaître qu'il y aurait un réel intérêt à prendre la Poste à la naissance des civilisations, à la suivre dans ses métamorphoses, pour en étudier les tâtonnements dans la suite des temps et des différents peuples. Mais cela exigerait des volumes, alors qu'on n'a pas même la prétention de faire un livre. Aussi bien, l'effort a été tenté diverses fois et il serait injuste de ne pas mentionner ici les recherches réalisées sur le terrain historique par de nombreux ouvrages ou monographies que je ne me suis pas fait faute de consulter. Je n'ai pas prétendu ajouter grand chose à ces excellents travaux et je m'empresse d'avouer, qu'à de très rares exceptions près, mes renseignements sont pris en des compilations de seconde main.

Obligé par la nature et les limites de cet exposé sommaire à m'en tenir à des généralités, je me garderai donc, en premier lieu, de reprendre la question toujours controversée des origines et d'apporter une contribution nouvelle aux conjectures, plus ou moins justifiées, émises en l'espèce.

Là, probablement comme presque toujours, l'historien est victime du mirage de l'éloignement; il est trop enclin à différencier les époques et à découvrir dans les mœurs et dans les coutumes des changements beaucoup plus apparents que réels.

Le mal est que nous nous plaçons par instinct naturel, presque inconsciemment, au centre du monde, et, tout ce qui est très éloigné de nous, soit dans le temps, soit dans l'espace, et qui, par conséquent, n'ébranle que très peu, voire nullement, notre individualité, nous apparaît incomplet, avorté, sans valeur appréciable, et en dernière limite inexistant. Il s'agit évidemment là d'une erreur de même nature que celle produite en perspective par l'éloignement progressif des objets.

Dans cet ordre d'idées, et sans vouloir franchir les limites permises du paradoxe, il est à présumer qu'il y a eu des Postes de tous temps, c'est-à-dire que les hommes ont éprouvé le besoin de communiquer à distance. Auparavant il n'y avait pas impuissance à concevoir, mais tout simplement absence de nécessité.

Notons, pour mémoire, et en témoignage d'un très lointain passé, le mythe de Bellerophon, dont la tragique aventure, outre qu'elle assigne à la Poste la consécration d'un thème homérique, symbolise en même temps la situation parfois difficile de cette Administration doublement responsable vis-à-vis de Prœtos et de Iobatès : l'expéditeur et le destinataire.

Cette source classique nous dispensera d'ailleurs de rechercher (d'intuition) si ce fut à des titres justes, bien que très divers, que des traditions historiques hardiment contradictoires purent attribuer la création des Postes à Cyrus ou Sennachérib, personnages fort mal connus, quasi-fabuleux, qui, en pareille occurence, sont d'un usage fort secourable et nous aurons, dans un esprit d'éclectisme largement conciliant, la déférence de leur en attribuer l'indivis parrainage.

Au reste, à le bien prendre, ces contradictions n'ont rien en soi de déconcertant, puisqu'elles concourent parallèlement à établir ce fait qui ressort de tous les travaux consultés, c'est à savoir : qu'il faut remonter à l'antiquité la plus reculée pour découvrir l'origine des messagers.

Pour s'en tenir aux vraisemblances, il faut admettre que dans sa forme primitive, le régime des Postes est lié aux origines des États ; qu'il a pris naissance avec la formation des sociétés régulières et avec les nécessités, pour un pouvoir quelconque, de faire parvenir ses ordres à tous ses administrés, en même temps qu'être informé sans retard des événements survenus au loin.

Les plus antiques bas-reliefs égyptiens ont dévoilé l'existence d'un commerce de correspondance épistolaire fort actif sur les rives de la grande artère africaine.

La configuration orographique de la péninsule hellénique, en divisant la Grèce en une infinité de compartiments aux intercommunications difficiles, a imposé à ses habitants l'usage exclusif des voies maritimes et les transactions terriennes y demeurèrent pendant des siècles à peu près nulles. Citadins confinés aux horizons étroits d'une vallée large de quelques lieues, vivant constamment sur la place publique, les Grecs ont surtout correspondu par la parole et n'ont pas laissé dans leurs annales les traces durables d'une institution postale régulière.

« *Chaque cité était un monde fermé, dont on ne sortait guère, même en pensée. On avait dans sa ville ses parents, ses amis et ses ennemis; la vie s'écoulait tout entière dans les mêmes places, dans les mêmes jardins, auprès des mêmes ruisseaux, et tout ce qui germait dans les esprits s'épanouissait en vives paroles sur les lèvres* ». (G. Lanson.)

Les mœurs du monde méditerranéen furent profondément changées du fait de l'expansion romaine. Les expéditions continuelles et les nécessités administratives ou commerciales amenaient des déplacements incessants de fonctionnaires et de particuliers que des devoirs ou des intérêts appelaient dans des provinces lointaines. En l'absence presque totale de journaux, afin de se tenir au courant de la vie métropolitaine, ces divers personnages entretinrent des commerces de lettres très suivis, qui nécessitèrent la création et l'entretien de routes et de courriers dont Auguste, en particulier, réglementa l'exacte police et s'efforça d'assurer la sécurité.

L'empereur Julien commence ainsi une lettre qu'il adresse à Libanius : « *Quelle chance que la Poste n'ait pas été prête!* »

Après les grandes invasions du ve siècle, toute culture littéraire disparut et la vie européenne s'organisa sur des bases nouvelles. Le morcellement extrême des nationalités « *l'éparpillement infini de la souveraineté, les obstacles qui, de toutes parts, circonscrivent ou arrêtent l'activité humaine, péages, octrois, brigandages, guerres, tout s'unit pour immobiliser l'homme sur le sol*

*où il est né, pour l'enfermer dans le cercle que trace
l'ombre de son clocher...* » (G. LANSON.)

Charlemagne voulut reprendre, au sujet des communications, la conception romaine des grandes routes,
qu'il tenta de restaurer, pour relier entre eux les tron-
çons de son vaste empire ; néanmoins, lui disparu, la
France devait rester longtemps encore sous le régime
féodal, divisée en petites souverainetés dont les intérêts
étaient souvent opposés. Les guerres civiles arrêtaient
presque toutes les relations commerciales.

« *L'insécurité et le mauvais état des routes étaient
tels, qu'il fallait des raisons supérieures pour se déter-
miner à aller d'une province à une autre* ».

A ces causes, pendant tout le moyen âge, les courriers
ne purent circuler qu'avec des lenteurs incalculables,
et le service postal n'eût et ne pût avoir qu'un caractère privé (Messageries d'Université). Il fallut l'inven-
tion de l'imprimerie et les lumières qu'elle répandit
dans le monde occidental, pour en faire comprendre
l'insuffisance.

Ce ne fut, en effet, que par une ordonnance de
Louis XI, du 19 juin 1464, que la Poste a été établie
en France sous la forme de service d'Etat. Le roi avait
230 courriers à ses gages. Il était d'ailleurs formellement interdit d'en étendre l'usage aux particuliers.
Toutefois, les « postillons » se tenaient à la disposition
du public chaque fois qu'ils n'étaient pas retenus par
le service de la Cour.

Pour donner à cette institution naissante plus de
force et plus de régularité, le roi, prudent et soupçon-
neux à l'extrême, créa, en 1479, une charge de *Contrôleur des chevaucheurs* pour remédier aux abus qui,
déjà, s'introduisaient dans ce service primitif.

2

Cet établissement prospéra au delà des espérances de son fondateur. Les bases en étaient jetées, il ne s'agissait plus que de les modifier pour les adapter aux circonstances.

Charles VIII consolida l'ouvrage de son père; ses successeurs l'étendirent et le perfectionnèrent. Au milieu des agitations du XVIe siècle, le pouvoir n'abandonna pas la recherche assidue de nouvelles mesures utiles, parfois draconiennes.

En 1563, Charles IX, dans le but de conserver à ce service « *sa prééminence et sa sécurité* », édicta les peines les plus graves (*sous peine de la hart*) contre les agents des Postes, qui, « *dans un zèle très louable, mais que l'expérience n'avait pas confirmé, se permettraient de changer les directions des dépêches en dehors des routes où les Postes étaient en activité* ».

Plus tard, en 1576, les correspondances privées furent admises dans les courriers royaux, et la tolérance se transformant nécessairement en un consentement formulé, leur transport ne tarda pas, d'accessoire, à devenir la raison d'être même du service postal, tel qu'il fonctionne actuellement.

Henri IV éleva les Postes au rang des institutions « *les plus louables* » de son royaume.

En 1622, M. d'Alméras, contrôleur général, conçut la grande pensée d'utiliser régulièrement les relais de postes, et d'établir dans diverses directions plusieurs principales lignes de courriers, qui partaient et arrivaient à des jours et à des heures fixes, et marchaient jour et nuit. Le public put dès lors compter sur l'exactitude de leur marche pour entretenir des relations suivies « *dont il faisait dépendre les intérêts de sa fortune* ». Précédemment les particuliers taxaient eux-mêmes leurs lettres. Ce procédé trop libéral engendra des abus. Dans l'intention de les réprimer, on établit le premier tarif connu qui servit de base à la taxe des lettres et des articles d'argent : elle était généralement de deux « *sols* ». (*Il est nécessaire de quintupler les chiffres pour avoir environ la valeur en monnaie actuelle.* (TAINE.)

Dès ce jour, le service du transport des lettres devint l'âme du commerce et de la société, et la Poste ne tarda pas à devenir pour l'Etat une source de revenus. Pour en augmenter le rendement, et couvrir les frais des guerres continuelles, parut, le 9 avril 1644, un « *Règlement général pour le port des lettres et paquets portés par les voies des Postes et courriers ordinaires* » et fixant l'échelle des tarifs pour les diverses régions entre trois et dix « *sols* ». Un mécontentement général en fut la conséquence : il s'ensuivit qu'on n'envoya presque plus de missives.

Après sept années d'expérience, le pouvoir se ravisa et fit procéder à la revision des tarifs : on les réforma. Le 24 mars 1651, un arrêt du Conseil modifia, en effet, sensiblement le prix du postage, qui fut fixé presque généralement à deux « *sols* », deux « *sols* » et demi et trois « *sols* ». Les pays les plus éloignés, tels que la Provence, durent seuls payer encore quatre « *sols* » pour la lettre simple.

Cette concession, quoique imposée par les circonstances fit faire un pas immense au service des Postes. Il fut maintenu, d'autre part, en pleine prospérité grâce au zèle et à l'activité de Louvois, qui le mit en ferme en 1672, et lorsqu'à bref délai, le 11 avril 1676, il en fit « *un privilège et monopole incontesté* » rétablit et releva les taxes antérieures, le besoin de correspondance était devenu tel que le trafic ne s'en ressentit pas notoirement : il n'y eut presque point de protestations.

Dès lors se trouvait consacré le principe fondamental qui régit encore aujourd'hui la constitution postale. Grâce à l'ensemble de ces mesures, la ferme qui, en 1672, rapportait 1,200.000 francs, en rapporta, en 1788, 12.000.000.

L'Assemblée Nationale, en 1791 et 1792, prit diverses précautions de sécurité contre la violation fréquente des correspondances, et fixa de nouveaux tarifs. « *Le transport des dépêches, qui, jusqu'alors, avait eu lieu sur les grandes routes et sur les petites, à cheval, en brouettes ou voitures non suspendues, la plupart découvertes, attelées d'un seul cheval et conduites par le courrier* », devint l'objet d'une mesure générale et uniforme. Ce service n'échappa point au grand courant de centralisation; on supprima les emplois de contrôleurs provinciaux, derniers vestiges de l'ancienne organisation, et on édicta la première « *Instruction Générale sur le Service des Postes* ».

L'affermage fut supprimé et la Poste mise en régie. Le service est assuré par les « *maistres de postes* ». Il est dit en outre, détail précieux entre tous — « *qu'il ne sera légitime et naturel de faire tourner au profit du Trésor les recettes qu'elles produisent qu'après avoir toutefois épuisé les moyens d'amélioration directs ou indirects qui s'y rattachent* ».

La seconde Instruction Générale paraît en 1808 pour suppléer à l'interprétation des nombreuses circulaires qui ont modifié la première.

Les années suivantes virent aussi se produire dans toutes les branches de l'Administration d'heureuses améliorations, et, en 1831, fut enfin instauré le principe des départs quotidiens.

En dépit des nombreuses modifications de détail qui viennent d'être énumérées, on a pu voir que la base du système postal n'eut jamais à subir depuis sa création de changements essentiels. Le problème n'a pris un caractère particulièrement impérieux que consécutivement à l'établissement des voies ferrées.

Le grand fait de l'histoire contemporaine est, comme chacun sait, l'extension mondiale des relations commerciales multipliées par le perfectionnement et la rapidité que la science a su donner aux moyens de communications (1). La facilité que les rails ont apportée, sous ce rapport, a fait plus vivement sentir la faiblesse et l'insécurité des voies postales et l'application de la vapeur a ainsi ouvert une ère nouvelle à leur développement. En effet, l'accroissement des relations à distance a réclamé un mode nouveau de correspondance, plus actif, plus prompt et plus régulier.

Les chemins de fer avaient créé le besoin : ils ne tardèrent pas à y apporter remède. Dès leur apparition, la malle-poste, vétuste et pittoresque, malgré de très grands services rendus au cours de l'âge précédent, fut remplacée sur les voies importantes et de long parcours par les « Bureaux Ambulants ». Auxiliaire encore fort précieux, elle dut se borner désormais à des services régionaux sur les trajets où le réseau de fer n'a pu étendre ses ramifications toujours accrues.

Circulant dans des trains rapides, le service ambulant consiste essentiellement à utiliser la durée des parcours

---

(1) C'est en 1804 qu'à eu lieu l'inauguration de la première locomotive dans une houillère de Newcastle.

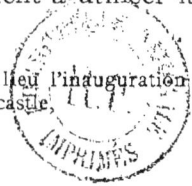

2*

pour gagner du temps en faisant trier les lettres pendant leur transport, par des agents spéciaux opérant dans des wagons aménagés à cet usage. Leur création a permis de donner aux transactions postales une rapidité considérable, qui ne peut manquer d'augmenter à l'avenir.

Les premiers Bureaux Ambulants circulèrent en Belgique et en Angleterre. Après diverses tentatives faites en 1844, sur la ligne de Paris à Rouen, avec un matériel de fortune, leur usage en France fut décrété officiellement en 1845.

A travers des destins alternés, tantôt jouissant de la sollicitude éclairée des Pouvoirs Publics, tantôt condamnés systématiquement, leur organisation a évolué très lentement.

Nous allons examiner leur situation à l'heure présente, où ils constituent le principal rouage transmetteur de la machine postale.

CHAPITRE II

Le Service postal

Tous les chemins de la géographie et
de l'histoire mènent à Paris.

(G. Hanotaux).

Si la notion de l'échange, vieille comme le monde, a
toujours eu un caractère progressif, elle s'est, avons-
nous déjà dit, considérablement développée par l'établissement des voies ferrées. L'impulsion qu'elle a reçue
de ce fait, ne pouvant s'accommoder des antiques
moyens de correspondance et d'information, les communications postales sont devenues sur-le-champ plus
faciles, plus rapides, mais partant beaucoup plus com-
plexes.

Dans le bref examen préalable que nous allons tenter du Service des Postes, nous n'en exposerons pas,
comme cela s'est fait maintes fois, tous les détails connus.

Qui n'a point aperçu, au détour de quelque chemin, la
silhouette familière du facteur? Qui n'a pas eu d'opération à accomplir au guichet d'un bureau de poste, où
la besogne s'exécute sous les yeux du public?...

Mais ce qu'on ignore le plus souvent, c'est le chemin
caché que suivent les lettres lorsqu'on les a perdues de
vue dans l'orifice des boîtes...

Avant d'aborder la description minutieuse de ce

chemin mystérieux, il n'est peut-être pas inutile d'étudier dans son principe le fonctionnement général du réseau ambulant français.

En examinant avec un peu d'attention la carte des chemins de fer, on comprendra facilement que sa configuration a imposé le principe même de l'organisation postale.

Toutes les grandes voies s'écartent en rayonnement en partant de Paris ; dans leur trajet sensiblement rectiligne jusqu'à la périphérie, elles relient les grandes villes à la métropole, tandis que les zones intermédiaires sont desservies par une infinité de lignes secondaires, qui sillonnent transversalement le territoire pour assurer les communications régionales.

En grand nombre, les Bureaux Ambulants parcourent dans les deux sens ces diverses grandes artères, chacun d'eux desservant une région déterminée.

Paris est donc, en vertu de ce dispositif même, la grande gare du trafic national.

Il en est sans contredit le point le plus important, tant par l'intensité de son trafic, que par le chiffre de sa population. Il n'en est cependant pas, comme on l'expose généralement, le point de départ ; c'est plutôt et surtout sa position géographique, qui faisant de lui le carrefour, le centre de convergence de toutes les grandes voies, en a fait « ipso facto » le point stratégique du service postal.

En vue de faciliter l'explication d'ensemble, nous laisserons donc volontairement de côté le cas spécial du problème que Paris constitue en propre, et pour l'intelligence de notre exposé synoptique, on considérera un point quelconque du territoire.

Théoriquement, le Bureau Ambulant va d'un point

frontière à un autre point frontière, en passant par Paris.

Son action comporte deux phases bien distinctes :

1° De son point de départ jusqu'à Paris, il recueille toutes les correspondances de la zone traversée, et en opère le tri global par grandes lignes.

Il dépose le stock considérable destiné à la capitale après l'avoir trié par arrondissements.

2° Au delà de Paris, il se ramifie en toutes les directions, pour opérer la répartition méthodique par bureaux destinataires.

En résumé, les choses se passent comme si chaque service montant fonctionnait dans un train composé d'autant de voitures qu'il y a de grandes lignes partant de Paris, et qu'à son arrivée dans la capitale on le disloquât pour diriger vers leurs régions de destinations respectives, les wagons contenant au préalable les objets de correspondance à y répartir par bureaux.

Dans la réalité, pour des raisons de pure organisation, tous les services sont sectionnés à Paris, d'où l'appellation de « *Paris à Dijon, Paris à Avricourt* », etc.... donnée aux bureaux roulants.

Chaque ambulant montant forme autant de sacs de dépêches qu'il y a d'ambulants descendants.

Le service du transbordement fait traverser la capitale aux dépêches, qui, dans un chassé-croisé général, sont acheminées par automobiles vers les gares de départ.

Conséquemment, chaque Ambulant descendant aura ainsi reçu avant son départ un sac de dépêches de chacun des Ambulants remontés (outre le stock de la métropole) :

Il ne sera donc que la prolongation de ces derniers, sous forme de résultante et sera jusqu'à son point terminus service distributeur.

De sorte que, le service montant recueille; le service descendant répartit, et, selon la juste image de M. Vandal, « *Paris, le cœur postal de la France, remplit dans la circulation postale le même office que le cœur dans l'organisme humain; il aspire, il repousse les correspondances vers tous les points du territoire* » (Discours du 21 juin 1865).

Il va sans dire qu'aux stations échelonnées sur sa route, l'ambulant descendant recevra logiquement les correspondances qui doivent emprunter son parcours, et qu'on ne pourrait, sans causer du retard (sauf dans certains cas spéciaux), faire passer par Paris.

Pour le même motif, l'ambulant montant laisse avant Paris, aux stations intermédiaires, les correspondances qui leur sont destinées.

Cette double action, quoique adventice, est très importante, parfois compliquée, et constitue dans les deux cas ce que l'on appelle le « Service de Route ».

D'autre part, les grandes villes forment des sacs de dépêches dont elles font l'échange direct par la voie de l'Ambulant qui n'a plus, alors, qu'à en tenir comptabilité. Ce mode de transit réalise une grande simplification.

Ceci exposé, considérons par exemple trois lettres jetées à la boîte de Cognac : l'une destinée à Bayonne, l'autre à Poitiers et la dernière à Nancy.

La première sera comprise dans le sac de dépêches que le bureau de Cognac envoie par courrier à l'un des Services Ambulants descendants de Paris à Bordeaux et au delà.

La seconde, dans le sac de dépêches destiné au service montant sous une étiquette spéciale (route).

La troisième enfin, comme toutes les lettres ne se prêtant pas à un acheminement régional, sera livrée au service montant de gros transit dont la sphère d'action est illimitée (passe-Paris).

Comme on le voit, la méthode est simple dans son ensemble. Elle répond très bien, d'ailleurs, aux services généraux; mais dans combien de cas est-elle insuffisante ?

Elle pêche en fait par bien des anomalies et des imperfections de détail.

Les Services Ambulants présentent trop souvent, au point de vue transactionnel, des irrégularités préjudiciables au bon fonctionnement du service. Elles sont dues à des causes qui, pour être accidentelles, n'en sont que plus fréquentes : arrivées de paquebots, courriers en retard, stations estivales, pèlerinages, mouvements de troupes, etc.... Toutes questions sur lesquelles les règlements sont à peu près muets et qui viennent démesurément accroître les transactions normales, pour lesquelles les effectifs immuables ont été parcimonieusement prévus. Ils ne tiennent, en effet, aucun compte des fluctuations économiques et commerciales suivant les circonstances, les saisons et les régions traversées.

En exposant la méthode de travail du Bureau Ambulant, nous allons voir, dans le chapitre suivant, quels peuvent être les effets regrettables du manque de souplesse et de jeu en raison même de l'instabilité du trafic.

BUREAU AMBULANT

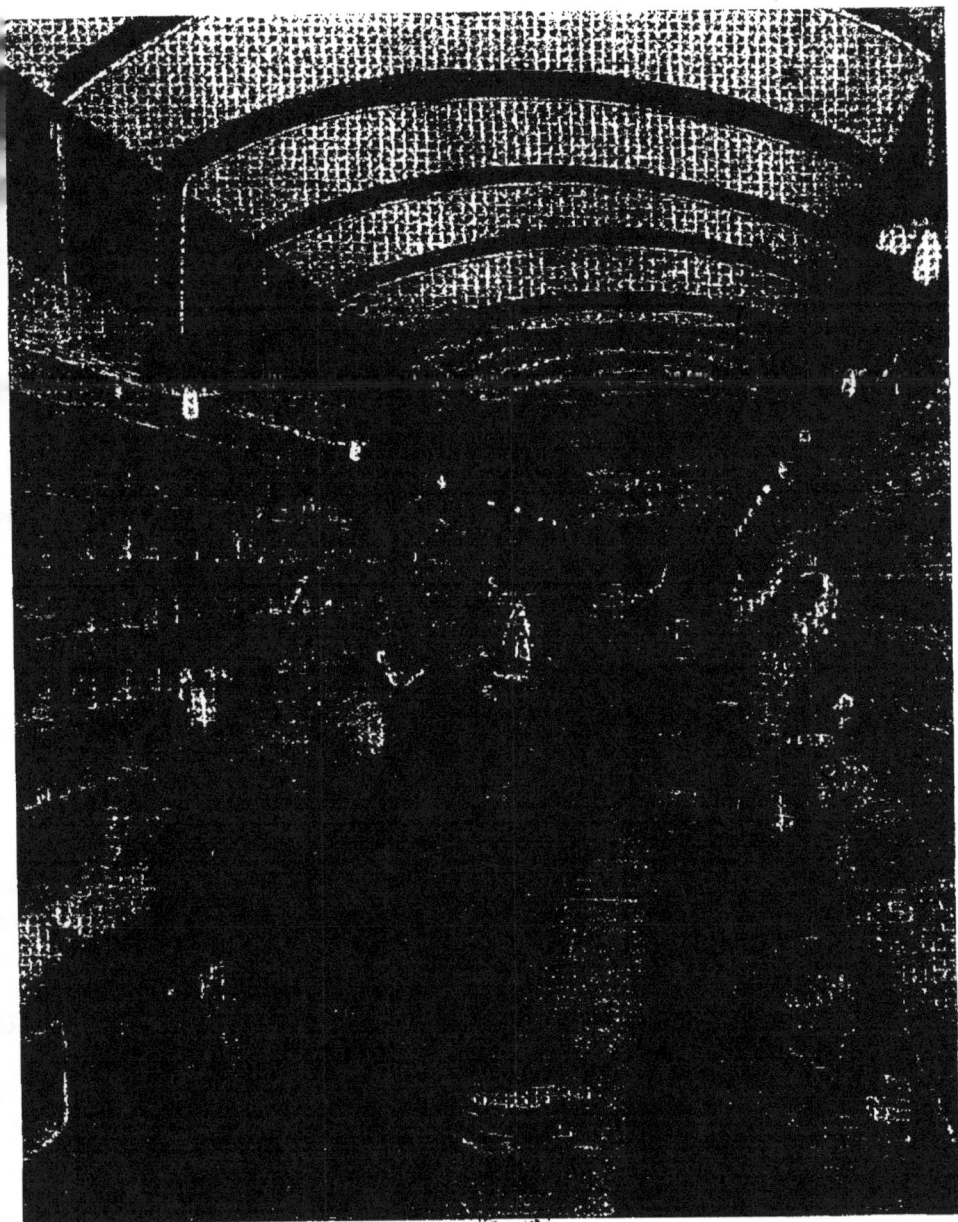

" AU PAIR "

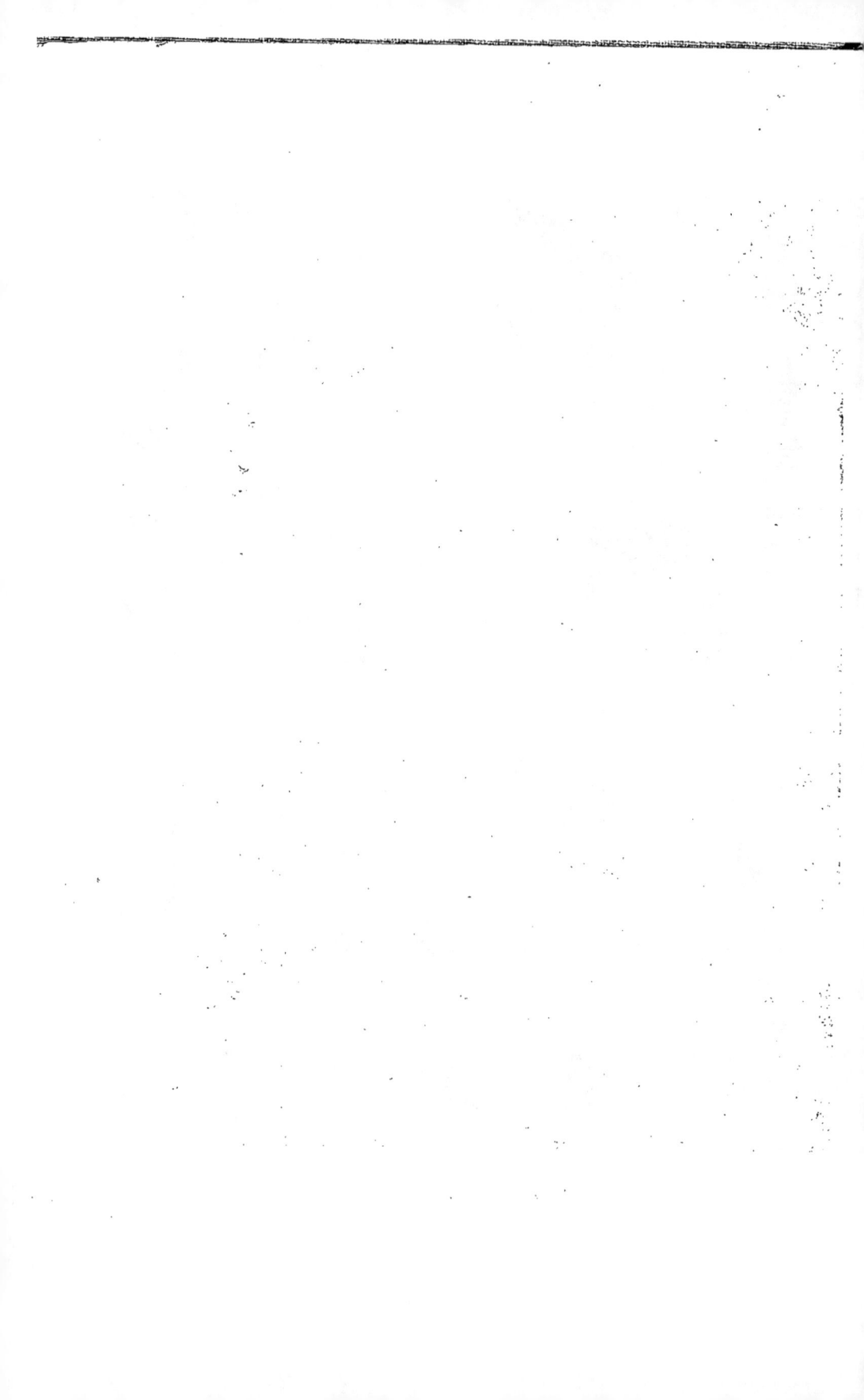

CHAPITRE III

Le Bureau ambulant

Sur deux rayons de fer un chemin magnifique.

(A. DE MUSSET).

En marge de la vaste gare, remisés sur des voies latérales, en un parc spécial, qu'une large baie met en communication directe avec le tumulte trépidant du quai de départ, alignés dans le désordre pittoresque de leurs dimensions inégales, sous le vernis marron, terreux et fané par les trop longs voyages, les wagons-poste semblent, au premier regard, voués à l'abandon...

C'est là, cependant, que sont rassemblés les organes essentiels de la machine postale : « *les instruments rapides et sûrs pour l'échange des correspondances; pour l'expansion des idées, pour faciliter et multiplier les transactions commerciales, pour animer la production industrielle, resserrer les liens qui rattachent les absents au pays natal, maintenir malgré la distance les rapports de famille et les relations d'amitié* ».

Il suffit, d'ailleurs, d'apporter quelque peu d'attention pour être aussitôt désabusé sur le calme apparent qui semble régner en une telle enceinte.

Des chariots, chargés de sacs de tous calibres, vont et viennent entre les voies; de brusques appels de cloches s'impatientent, et l'on peut, à la dérobée, par l'entrebâillement lumineux des portières, apercevoir la

3

gesticulation animée d'un personnel qui, pour être peu bruyant, n'en est que plus laborieux.

Pénétrons, par la pensée, derrière une de ces façades pleines qui ne laissent rien deviner.

Nous trouvons à chaque extrémité une plateforme à double portière accédant au bureau même : sorte de long couloir dont le plafond, surhaussé d'un lanterneau, est vitré dans ses parois verticales et consolidé par une succession de barres transversales en cuivre, à hauteur desquelles on a fixé en bordure deux rangées symétriques d'ampoules électriques.

Une étroite fenêtre à rideau de bure est percée au centre de chaque paroi latérale.

Adossée à l'entour de la paroi intérieure du wagon, s'avance, à hauteur d'un mètre, une suite d'armoires munies de tiroirs et utilisées à divers usages : les unes, avec portes, font office de vestiaire; les autres contiennent des piles de sacs vides ou bien sont réservées aux paquets volumineux et encombrants. Le dessus de ces armoires, bordé d'un bourrelet de cuir en saillie, constitue la table de travail au-dessus de laquelle s'élève, verticalement, en forme d'étagères, le casier de tri, interrompu seulement aux portes et fenêtres. Faisant suite à la table de travail, dont elle n'est que le prolongement élargi par la suppression de quelques cases inférieures, se trouve la table « d'ouverture ». C'est là que les sacs de dépêches seront méthodiquement dépouillés de leur contenu.

Quant aux casiers, ils vont servir à ranger, trier, classer respectivement les lettres et journaux par bureaux de destination. Les noms de ces divers bureaux sont mentionnés visiblement par le moyen d'étiquettes fixées sur des tringles mobiles en bois.

Des tapis-moquette, deux ou trois chaises, un tabouret, composent l'ameublement. Les objets accessoires : cantines pharmaceutiques, écritoires, réchauds sont massifs et lourds en prévision des secousses parfois violentes.

Si, par définition, le Service Ambulant permet de manipuler et de trier une très grande partie des correspondances pendant la durée de leur transport, en réalité une notable partie du travail s'accomplit en gare. La prise du service a lieu quatre ou cinq heures avant le départ du train.

Ils sont là, environ cinq ou six Agents, demi-vêtus, attentifs au service du transbordement qui leur apporte les sacs de dépêches expédiés par les nombreux bureaux de Paris et par les Ambulants montants.

Les envois plus ou moins importants, apportés à toute allure par des automobiles spéciales, se succèdent jusqu'à l'heure du départ du train. Le dernier envoi est de beaucoup le plus considérable.

Il faudrait avoir voyagé soi-même dans un Bureau Ambulant, pour se rendre compte du travail effectué par ces employés qui vont collaborer intimement, sans répit, à une œuvre commune pendant une nuit de douze heures, dans cet espace exigu, debout, entourés de casiers, encombrés par les sacs et obligés, malgré la trépidation, aux opérations les plus minutieuses, les plus fatigantes et presque impossibles à décrire tout au long.

Nous ne tenterons d'en indiquer que les phases caractéristiques.

Tout d'abord, l'ouverture.

Le courrier ambulant compte les sacs de dépêches reçus, en brise au fur et à mesure le cachet et les fait passer aux deux Agents spécialement préposés au dépouillement.

L'un de ces derniers (aide) répand le contenu des dépêches, tandis que son collègue (titulaire) remet le paquet des chargements au chef de Brigade, met ensuite les échantillons dans un grand sac et aligne les lettres éparses par rangées compactes sur la table et dans les cases voisines. L'ouverture se poursuit ainsi dans un encombrement de sacs vidés et de paquets amoncelés.

Après une courte, mais trop souvent brutale manœuvre d'attelage qui fait choir et éparpille maint tas de lettre, le train part...

Entre temps, les commis se sont empressés au « tri général ». Tout va dépendre de la célérité de cette opération préliminaire, qui consiste dans la répartition globale des objets de correspondance et plus spécialement des lettres entre les divers « côtés ».

(*On appelle « côté » l'ensemble des bureaux destinataires dont la dépêche sera formée par un seul et même Agent. A cet effet, les cases sont groupées par département ou par embranchement de ligne en nombre très variable, selon leur importance.*)

Désormais, les instants sont comptés. Il faut avoir terminé cette première répartition avant tel point du parcours, sous peine de voir la « situation tendue » ou même « compromise ». Angoissante alternative : selon l'occurence on aura du repos, on « arrivera juste » ou l'on dépassera les stations sans avoir achevé.

C'est donc une activité fébrile. Comme un frisson d'énergie et de volonté tendue vibre dans l'atmosphère poudreuse de cette salle cahotée, dans le fracas assourdissant du train qui s'ébranle et sursaute en franchissant les aiguilles, sous la clarté diffuse et jaunâtre des lampes, les bras font leur va-et-vient incessant avec une rapidité qui semble devancer la volonté.

Une poignée d'enveloppes dans la main gauche, le pouce les faisant glisser une à une pour faciliter la prise ; l'œil lisant la lettre qui passe, la main droite va machinalement la porter vers la case destinataire, tandis que les regards demeurent occupés à lire les suscriptions qui se succèdent ainsi, sans trêve, dans un déchiffrement saccadé et épileptiforme. C'est une multitude innombrable de petits gestes rythmés et prompts. L'indicateur ne vient en aide que quand on hésite ou que la mémoire fait défaut.

Le tri général fini, chacun « achève son côté », c'est-à-dire répartit dans les bureaux dont il a le soin les lettres que lui ont passées ses collègues ; il ficelle ensuite le contenu de chaque case, y insère dans la mesure du possible les échantillons, paquets de journaux, etc., et vaque ensuite à la préparation de la « fermeture ». Il suspend, à cet effet, le long de la table, par des crochets mobiles, une série de sacs pour y insérer au fur et à mesure les bottes de lettres et paquets d'imprimés destinés aux bureaux de gros trafic dont il a dû déjà plusieurs fois vider la case tôt remplie.

Il ne reste plus qu'à déchiffrer la destination des lettres dont la suscription, d'orthographe et d'écriture rudimentaires, exigerait parfois utilement un nouveau Champollion.

D'ailleurs, lors même qu'elles sont lisibles, les adresses ne sont pas toujours correctes et exactes dans leur teneur : il est vrai que, dans ce cas, elles sont presque toujours agrémentées d'un platonique « *urgent* » ou « *très pressé* ».

Cependant, la vivacité du travail, les oscillations con-

3*

tinuelles et les mouvements d'élan du convoi ne permettant pas toujours une lecture reposée, il importerait que la destination fut toujours claire, précise, dégagée de toute explication superfétatoire : que le nom du lieu fut mis en relief. Notamment, lorsqu'il se trouve plusieurs villes du même nom, il importerait de bien en indiquer les particularités distinctives.

Il est fâcheux qu'il n'y ait pas dans chaque bureau de poste — voire sur les calendriers — une notice où fût indiquée, dans l'intérêt même du public, une façon rationnelle de libeller la suscription des correspondances, afin qu'elles portent toujours les indications nécessaires au meilleur point de visibilité : en bas et à droite.

On éviterait ainsi bien des erreurs involontaires et tout autant de réclamations mal fondées.

« *La Poste porte moralement le poids d'inexactitudes et de délits qu'elle n'a pas commis* », disait, en 1848, Etienne Arago, prenant la défense du personnel. Il faisait remarquer fort judicieusement que « *le public, dans sa tendance à maudire l'Administration, met sur le compte de son personnel toute espèce de retards, sans réfléchir qu'avant d'entrer en service ou d'être remises à leurs destinataires, les lettres passent par des mains étrangères à l'Administration qui pourraient être suspectées tout aussi naturellement* ».

Aussi bien, la remarque n'en était pas nouvelle et déjà, dans un « Avis au Public », sur le service de la Poste de Paris du 13 octobre 1761, on lit : « ... *De plus, qu'on en convienne de bonne foi, on met souvent sur le compte de la Poste des fautes qu'elle n'a pas commises; combien ne voit-on pas passer dans ses bureaux de billets d'invitation qui n'y sont apportés qu'après l'heure où la cérémonie devait se faire !* (sic) *Combien de personnes*

disent, pour s'éviter une tracasserie, qu'elles ont chargé
la Poste de lettres qu'elles n'ont même pas écrites
Combien d'autres ont des raisons de nier d'en avoir
reçu ? Ces plaintes, toutes injustes qu'elles sont, se ré-
pandent néanmoins... ».

Mais, revenons au bureau roulant.

En principe, la fermeture n'aura lieu que lorsque le
train aura franchi toutes les stations où sont reçues les
dépêches de route.

Si le voyage est « bon », le Service étant « au pair »,
on va exceptionnellement disposer de quelques minutes
de loisir que chacun emploie selon ses complexions personnelles.

L'un, étroitement assis au rebord de sa table, prend
un frugal réconfort. Tel autre s'étend sur quelques sacs
vides avec un paquet d'imprimés pour coussin ; tandis
que son voisin parcourt rapidement des yeux quelque
journal mis gratuitement à la disposition du « Service » par quelque éditeur bénévole.

Dans les services de jour, on s'accoude parfois, par
le beau temps, à l'étroite fenêtre : cadre mouvant d'une
toile qui se déroule à l'infini et où se montre une nature
cinématographique. Villages calmes et comme endormis ;
noires cités ; horizons pénibles ou tourmentés ; mouton-
nement des moissons... C'est un vieux moulin enso-
leillé dont le tic tac placide et désuet semble narguer la
vélocité haletante du convoi... C'est la ronde sur place
des bouquets d'arbustes...

Le vent est un podagre auprès de la vapeur ;
Et dès que le wagon a franchi la barrière,
Malgré tous ses efforts, le vent reste en arrière.

N'allez pas regarder par les stores ouverts,
Les montagnes, les bois, les ruisseaux, les prés verts;
Gardez-vous bien de voir en dehors des portières,
Disparaître d'un bond, des collines entières,
Car vos yeux s'useraient à la lime du vent,
Et vous seriez peut-être aveugle en arrivant.

(MÉRY. — 24 juillet 1837.)

Sans doute, la vitesse du train déforme les perspectives et fatigue la vue :

... Il ne voit qu'un talus de sable jaune ou blanc
Ou les murs d'un tunnel; et s'il passe en tremblant
Sur un hardi viaduc, il y passe si vite
Que les objets confus semblent prendre la fuite
Et que son œil troublé n'aperçoit qu'un chaos
De montagnes, de bois, de prés et de coteaux.
. . . .
Pour caresser l'oreille, on a les battements
De la locomotive et ses longs sifflements
Dominés quelquefois par ce bruit de tonnerre
Que produit la vapeur sortant de la chaudière.

BORDESOULLE (*Les Chemins de fer* — Paris, 1846).

Sans doute aussi, c'est presque toujours le même chemin dont on connaît les moindres détails et l'obsédant coup de fouet des poteaux télégraphiques vient constamment rompre le charme fugitif; mais ce spectacle, qui fait diversion à la besogne infernale, est bon et réconfortant, et, dans ces courts instants, l'ambulant, résigné, n'envie presque point les « *lamentables assis* » chantés par Jean Richepin, qui ne connaissent, à part les rares incursions au pays natal, que le dos verdâtre

des registres, le tapis des billards et les pelouses micro-
biennes de la banlieue parisienne.

Hélas ! ce dolce « *far niente* », sauf le dimanche, est
de courte durée, car les opérations ne souffrent nul retard.

Chaque commis principal a confectionné les paquets
de « chargements » par bureaux et par côtés, après en
avoir pris le compte détaillé. Le courrier ambulant ca-
chète ces paquets qui sont ensuite distribués aux commis contre émargement après pointage.

Aussitôt après, dans la hâte du temps qui fuit, commence la « fermeture », bureau par bureau et par courriers.

Si le tri général fut l'opération capitale du voyage,
la « fermeture » en est certainement la plus animée.
Tous les paquets et échantillons (certains de ces objets
sont devenus à la longue de véritables marchandises)
n'ont pu être insérés dans les cases afférentes, sans que,
toutefois, l'importance des bureaux destinataires ait
nécessité (en raison même du manque de place) l'installation préalable d'un sac ; de sorte qu'il existe sur la
table un entassement provisoire dont le désordre est à
première vue déconcertant. A la vérité, tout est classé
et la main va successivement saisir les divers paquets
dont l'emplacement est sans cesse présent à la mémoire
de l'agent expérimenté.

Les cases se vident une à une ; nerveusement, les
mains se crispent, enserrant la gorge des sacs parfois
trop remplis et qu'il faut à toute force ficeler à double
tour sur l'étiquette de destination que le gardien s'ap-
prête à cacheter...

Le buste en avant, pour prévenir les arrêts et les
courbes ; arcbouté pour assurer l'équilibre instable, tout

le corps faisant un système de balancier, on s'impatiente, on réclame des sacs, de la ficelle; on presse le cachetage tout en surveillant le classement des sacs déjà prêts, car le gardien va de l'un à l'autre et doit s'occuper, pour gagner du temps, de plusieurs côtés à la fois, au risque d'une confusion.

Tout l'ensemble de cette scène, bien peu administrative, se fond en une grisaille sous la lumière douteuse; cela fleure la poussière des sacs entrechoqués, le papier neuf, l'encre d'imprimerie et les débris et déchets innombrables d'étiquettes ou de ficelle qui jonchent les tapis; pour donner la note aiguë, la cire, toujours en fusion, répand dans cette atmosphère confinée ses vapeurs fortes... (1).

Enfin, les dépêches sont rangées et entassées par stations contre les portières. Le temps presse; un tremblement saccadé, le train franchit les aiguilles de la station prochaine; il n'est que temps : on entend déjà, le long du quai où le wagon se range lentement, la voix de l'entreposeur dont le chariot attend pour la livraison des dépêches.

On livre donc; on reçoit aussi les dépêches de route, tandis que le fonctionnaire des chemins de fer, le sifflet aux lèvres, querelle amiablement « la Poste » et attend, pour donner le signal du départ, l'achèvement de la double opération. Il est désormais trop tard pour rien contrôler et c'est toujours ainsi dans la hâte que l'ambulant doit opérer sur son plancher mobile.

L'Ambulant ! On a tant critiqué l'Administration française, qu'il serait presque ici le lieu d'en faire quelques éloges.

---

(1) Le cachetage à la cire sera incessamment remplacé par le plombage.

L'Ambulant n'a peut-être pas toutes les qualités des gens casaniers, prévoyants et placides : il n'en a peut-être pas non plus tous les défauts.

Son travail n'est pas régulier. Il ne travaille pas aux mêmes heures dans la succession monotone de journées identiquement ordonnées selon un horaire invariable. Il se repose (?) deux jours et travaille ensuite pendant deux nuits consécutives (20 heures) en service de nuit ; ou bien pendant deux journées de suite (24 heures) en service de jour. Il dépense ainsi son énergie d'une façon anormale, par saccades, dans le surmenage physique, la fébrilité et la tension d'esprit.

D'aucuns, mal avertis, peuvent se faire illusion sur la poésie de ces perpétuels voyages ; mais on a pu juger, par ce bref exposé des occupations et des fatigues de l'ambulant, de l'ordre, du soin, de la scrupuleuse attention qu'il faut pour classer et diriger les lettres, afin de leur faire suivre la seule direction utile, avec la préoccupation permanente d'opérer rapidement, sous l'empire d'une lourde responsabilité morale, car la moindre erreur peut retarder et compromettre une affaire importante.

Déjà, en 1865, M. Vandal, contrôleur général, parlait de « *la rapidité infernale du travail et des conditions de gêne, de trépidation et d'étouffement... Le personnel est brave, il est fidèle, il remplit avec courage des fonctions ingrates et souvent mal rémunérées... Il est à la hauteur de sa lourde tâche* ».

(Discours prononcé au Corps législatif.)

Or, avec l'accroissement incessant du trafic, bien que les connaissances professionnelles du personnel soient annuellement constatées par des examens sanctionnés et malgré un surentraînement volontaire devenu proverbial, les services sont de plus en plus pénibles. On ne vient à bout d'une pareille œuvre que grâce à l'homogénéité du personnel, à l'entente générale, au labeur tenace, grâce enfin à un grand déploiement d'énergie dans la bonne volonté.

Les congés de maladie et les absences amènent des vides continuels dans les cadres des brigades.

Si, par un renversement plus logique de l'organisation en vigueur, on constituait un corps d'agents anciens, en lieu et place des sédentaires actuels, dont la présence accidentelle dans un service constitue trop souvent (cela par la force même des choses) une gêne et quelquefois une impossibilité pour l'accomplissement normal et l'achèvement des opérations, ces unités ainsi substituées n'assureraient-elles pas mieux la régularité dans le fonctionnement du service, par l'appoint de leur expérience facilement utilisable en toutes circonstances ?

D'autre part, les sédentaires débutants ne seraient-ils pas plus utiles si on les incorporait pour six mois ou un an dans le cadre d'une brigade et ne se trouveraient-ils pas, de ce fait, astreints, par nécessité et en vue de leur notation, à connaître parfaitement le service à eux confié.

Il y aurait peut-être là une expérience à tenter...

Au reste, le coude à coude, l'intimité, la collaboration constante dans le travail solidaire, finissent par donner aux relations un caractère très particulier de familiarité. L'ambulant surmené, dans la besogne en commun, prend vite un sentiment d'égalité dans l'infortune qui amène fatalement l'absence de contrainte, la liberté du langage et fait disparaître, tout au moins dans la forme, l'idée de hiérarchie.

Théoriquement, l'ambulant est soumis, en service, à la surveillance de son chef de brigade ; en réalité, il est absolument livré à lui-même.

Le Chef de brigade n'a, en effet, le plus souvent qu'une responsabilité nominale ; il travaille d'ailleurs autant, quelquefois davantage, que les autres unités, d'un travail on ne peut plus fertile en méprises et lourd en soi de responsabilités : la manipulation et l'achemine- ment des chargements !

Il n'y a que le jeune chef, nouvellement promu à une dignité de longtemps escomptée qui éprouve (encore est-ce l'exception) parfois un besoin maladroit de « faire de l'autorité » dans de telles circonstances où presque tout est abandonné à l'initiative et à la sponta- néité individuelles.

Il semblerait, en l'espèce, que les seuls règlements dussent suffire à suppléer l'absence d'une autorité en puissance d'agir ; il n'en est rien et sur ce point la question est encore plus épineuse. Parmi les règlements, il en est une bonne partie de surannés, qui sont officieu- sement considérés comme inapplicables et demeurent en pratique lettre morte ; de sorte qu'en dernière analyse, c'est à la seule conscience professionnelle qu'appartient en bien des cas de faire le départ entre ceux qui sont exécutables et ceux qui ne le sont pas.

Nous ne prétendons pas passer en revue tous les types que l'on peut rencontrer dans un personnel de mœurs administratives si originales.

. . . .

Détrompons-nous des vaines et trompeuses appa- rences. Sous des disparates déconcertants règne l'homo- généité la plus ferme devant la tâche à accomplir.

Tâche, comme on l'a vu, indescriptible dans son en-

4

semble, infinie dans son détail, protéiforme, fantoma-
tique, infixable et ne laissant nulle trace de son incessant
va et vient.

On a souvent comparé le bureau ambulant à un
fleuve drainant un bassin. Pour emprunter au lexique
hydrographique une métaphore non moins expressive,
on pourrait dire qu'il en est du travail de l'ambulant
comme du mouvement des marées : c'est un flux irrégulier selon les saisons et les jours ; le bureau en est
inondé jusqu'au point culminant où l'on est « au pair » ;
puis, cela disparaît progressivement dans la succession
des livraisons, pour finalement laisser le wagon désert et
souillé, comme la plage ondulée se frange d'écume et
de varechs, sous le clapotis des eaux fugitives.

Il faut donc regarder les choses de très près, pour
voir impartialement comment des éléments, au premier
aspect différents d'aptitude et de volonté, s'adonnent
à une œuvre commune aussi indéterminée et qui ne
pourrait jamais être menée à bien, sans leur concours
unanimement dévoué et leur collaboration intimement
impersonnelle.

Il n'y a, pour ainsi dire pas, en dépit des allégations
couramment accréditées, d'agents qui « sauvent la situation ». Il y a des attitudes diverses et pas autre
chose. L'expérience a maintes fois prouvé que la « situation » se trouve irrémédiablement compromise par
la défection ou le mauvais vouloir d'une seule unité.

Hâtons-nous d'ajouter qu'à part de très rares autant
que fâcheuses exceptions, règne la confraternité professionnelle la plus obligeante et la plus méritoire.

Certes, il n'y a pas, comme dans toute collectivité,
égalité absolue de moyens d'action ; mais chacun fait
tout ce dont il est capable. On compte tacitement les

uns sur les autres devant l'énormité de la tâche ; on se prête main forte et aider le camarade « enfoncé » est mieux qu'un geste, c'est une tradition.

Après avoir ainsi constaté que le travail de l'Ambulant est exténuant et malsain par nature, nous allons voir si, tout au moins, l'habitat est aménagé en vue d'en atténuer le plus possible les redoutables effets. Tel sera l'objet du chapitre suivant.

Hygiène et Matériel [1]

I. — Considérations générales

> « Un chef de service qui a conscience
> de son devoir doit s'occuper non seule-
> ment du travail de ses agents, mais doit
> s'occuper aussi de leur santé ».
>
> M. VANDAL.
> *(Discours au Corps Législatif.*

Dans ce chapitre comme dans les précédents et pour des raisons identiques, nous serons contraint de nous en tenir à des généralités.

La question de l'hygiène est primordiale. Il en est certes de plus tapageuses et passionnées ; il n'en est pas de plus importante et dont la solution réclame l'urgence. Elle procède de l'instinct vital et du besoin pour le travailleur de conserver sa santé pour l'effort quotidien.

L'Hygiène personnelle n'apprend aux hommes qu'à se préserver individuellement contre les fléaux qui les menacent.

Enrayer la propagation de ces fléaux en en combattant les causes générales : tel est le but de l'Hygiène sociale.

« L'hygiène dont nos pères se souciaient si peu, a pris dans les sociétés d'aujourd'hui une importance énorme et qui ne fera que s'accroître. La rapidité mo-

---

(1) Rapport présenté à l'A. G. le 15 janvier 1912.

4*

derne des communications n'ouvre pas seulement nos portes aux hommes et aux marchandises des terres lointaines, mais à une foule de microbes et de maladies infectieuses; les races en se mêlant s'apportent mutuellement leurs maux. D'autre part, la concentration croissante de la population dans les villes multiplie les contacts et par là les chances de contagion.

« Enfi, le travail n'est plus ce qu'il était autrefois; la vie moderne, accélérant tous les jours son mouvement, nous tient constamment en haleine et réclame de l'homme d'affaires, de l'ouvrier d'usine, comme du travailleur cérébral, un effort sans cesse croissant. Aussi la civilisation serait-elle exposée à périr par son excès même, si l'hygiéniste ne veillait; contre des ennemis nouveaux, il nous fournit des armes nouvelles et surtout il apprend à leur opposer non plus des efforts isolés et sans cohésion, mais une action systématique et disciplinée ; l'hygiène n'est plus affaire individuelle, mais municipale, nationale et internationale ».

(H. POINCARÉ).

Le XIXᵉ siècle peut s'attribuer justement la gloire d'avoir enfin précisé et vulgarisé les principes de la science hygiénique au point d'en avoir fait une science nouvelle; de l'avoir fait entrer dans les concepts du législateur; d'avoir finalement proclamé cet axiome que toutes les questions sociales se synthétisent dans la question sanitaire. « Le droit sanitaire doit être le droit ouvrier par excellence. » (Dʳ PIOGER).

Le principe est acquis désormais : les établissements ou ateliers de tous genres doivent, de par la loi, présenter les conditions d'hygiène nécessaires à la santé du personnel.

Au cours de ces vingt dernières années, on a dans ce but édicté une infinité de prescriptions relatives à l'atmosphère, au nettoyage, au cube d'air, au chauffage, à l'éclairage, à l'évacuation des poussières de toute nature ; bref, à toutes les causes générales ou particulières d'insalubrité, ainsi qu'aux mesures de préservation reconnues nécessaires par les sommités médicales ou techniques les plus éminentes.

Bien que cette partie importante de la législation du travail soit à compléter sur bien des points de détail, on peut dire, que depuis la loi de Vendémiaire jusqu'à celle du 11 Juillet 1903, le Code ouvrier s'est enrichi d'une suite d'ordonnances ou de décrets tutélaires, qui constituent, dans leur ensemble, une charte précieuse dans le présent et pleine de promesses pour un avenir prochain.

On comprendra sans peine que la mise en vigueur de ces lois et décrets ne soit pas encore toujours réalisée à la lettre. Le principe est trop nouveau pour prétendre à l'absolu et pour que dans ses applications multiformes on puisse, dans certains cas particuliers, se permettre de passer outre aux contingences.

Mais la thèse est à l'ordre du jour ; elle capte l'attention du législateur, du savant et du sociologue. Cette idée se répand enfin partout qu'il n'est pas de réformes plus utiles que celles qui ont pour but d'améliorer l'aménagement et la tenue des locaux ; de les assainir en un mot dans la mesure du possible.

Le branle est donné irrésistiblement dans l'industrie privée où les Inspecteurs du travail sont chargés de veiller à l'exécution de la loi dans tous les établissements industriels ou commerciaux où les travailleurs n'ont pas encore trouvé les garanties et préservations auxquelles ils ont droit et que la loi semble enfin avoir voulu leur accorder.

Nul doute que ce programme humanitaire ne trouve une mise en œuvre plus urgente que dans le Bureau Ambulant.

Les wagons sont classés par décret du 31 décembre 1866 dans la seconde division des établissements insalubres, dangereux ou incommodes. Le personnel ambulant doit donc être « *ipso facto* » admis au bénéfice des lois de protection qui régissent de tels habitacles. Il passe une grande partie de sa vie en chemin de fer dans un espace restreint où l'encombrement est porté à son maximum.

Nous avons vu, trop brièvement, à quelles épreuves professionnelles est soumis ce très actif fonctionnaire. Reste à examiner quelles conditions sanitaires lui sont faites.

A-t-on tout prévu dans la mesure du possible sous le rapport de l'hygiène ? A-t-on tenu compte des conditions « *de gêne, de trépidation, d'étouffement...* » dont parlait M. Vandal qu'il faut toujours citer en tête des initiatives éclairées et généreuses ?

N'a-t-on pas, au contraire, trop oublié que le wagon ambulant voyage indifféremment de jour, de nuit, par tous temps et toutes saisons ?

Ne pourrait-on appliquer, à propos du matériel, même le plus récent, ces remarques du D\ Martin : « *A quoi sert d'élever une habitation d'une belle ordonnance, d'un cachet artistique qui plaise à l'œil, d'en rendre même les dispositions commodes et agréables, si l'on n'y a pas aménagé une abondante aération naturelle, un éclairage adapté aux fonctions normales de nos yeux, une évacuation immédiate et complète de toutes les ma-*

tières usées, un chauffage, une ventilation qui ne puissent diminuer en aucune manière les qualités respiratoires de l'atmosphère ».

Certes, la chose est sans doute difficile dans un wagon, mais la science n'a-t-elle pas donné de ces divers problèmes des solutions très approchées ? Si la perfection est là, moins qu'ailleurs réalisable, ne pourrait-on s'efforcer, tout au moins, d'obtenir que l'air soit aussi pur et aussi frais que possible ?

L'article 15 de l'ordonnance sur les chemins de fer dit : « *Les véhicules de toute espèce et tout le matériel de l'exploitation seront constamment maintenus dans un bon état d'entretien* » .

M. le Dr Benech, au cours de son substanciel et lumineux ouvrage sur « *l'Hygiène des voyageurs en chemin de fer* », fait l'exposé suggestif suivant : « *Au début, les voitures de 2e classe étaient semblables aux wagons dans lesquels sont transportés aujourd'hui les animaux de grande taille avec cette différence que les rideaux étaient en toile de coton au lieu d'être en toile cirée. Quant aux voyageurs de 3e, ils auraient été mal venus de se plaindre de manquer d'air ; les wagons qui leur étaient affectés étaient découverts, pareils à ceux utilisés aujourd'hui pour le transport de la houille et laissaient leurs hôtes exposés à toutes les intempéries, le soleil pouvant à son aise réparer le dommage qu'avait pu causer la pluie quelques instants auparavant. De ces dernières voitures, il en existait encore en 1848 ; elles furent brisées et incendiées le 24 juin de cette année en gare d'Ivry par les insurgés, qui estimaient non sans raison, que des citoyens français méritaient au moins autant d'égards que les animaux destinés à la boucherie. On voit combien peu de place l'hygiène pouvait tenir au dé-*

but des chemins de fer. Ce n'est que peu à peu, avec le développement et la sécurité de l'exploitation, avec la création et l'augmentation du confortable que s'est posée à son tour la question de l'hygiène dans le transport des voyageurs ».

(Paris, J.-B. BAILLIÈRE, 1903).

Le matériel postal a suivi une évolution parallèle, mais, hélas, beaucoup plus lente.

L'outillage s'est amélioré, mais le trafic prodigieusement accru, n'a pas tardé à le rendre de nouveau insuffisant et les difficultés n'ont été que déplacées sans être résolues.

Le wagon primitif s'est transformé en un bureau de 18 mètres, sur boggies, qui fit naguère venir sous la plume complaisante des observateurs superficiels la supercoquentieuse épithète de « Palais Ambulant » !

Et pourtant, que d'imperfections de construction et d'aménagement ne présentent-ils pas après un usage notoirement trop court : disjonction fréquente des boiseries, défaut de clôture, malpropreté et toute la gamme des causes générales d'insalubrité.

Nous allons les exposer sommairement en essayant de préciser l'action caractéristique de chacune d'elles.

On a reparlé naguère de supprimer les bureaux ambulants et de les remplacer par de spacieux bureaux gare à effectif nombreux. On en est sans doute revenu de cette erreur de principe dont la conséquence funeste fut de retarder à un moment critique le perfectionnement du matériel roulant. Puisse-t-on avoir compris, une fois pour toutes, que pour tirer de l'Ambulant tous les services qu'il peut et doit rendre, il faut entrer résolument dans la voie des réformes...

II. — Le petit wagon

Dans tout Bureau Ambulant, c'est en somme l'agglo-
mération d'individus dans un espace restreint qui est le
caractère dominant, imprimant son cachet au milieu. Or,
le petit wagon réalise au maximum les dangers d'un
encombrement excessif.

De ce matériel suranné, on aimerait à ne parler que
pour mémoire, si l'usage ne s'en était perpétué jusqu'à
nos jours où quelques vétustes modèles restent encore
scandaleusement en circulation quotidienne.

Certes, ces petits wagons avaient répondu tant bien
que mal aux premiers besoins, mais les conditions d'hygiène ne tardèrent pas à s'y trouver complètement sa-
crifiées à cause de l'encombrement. A l'heure actuelle, le
confortable le plus élémentaire en est absent.

Or, on a vu dans ces caissons dégradés, sordides,
exigus et cahotiques, jusqu'à *treize* agents pendant un
parcours de 220 kilomètres (Bordeaux à Paris 1°).

On n'a pas besoin de se demander si dans de telles
conditions les garanties de salubrité et de sécurité peuvent être suffisamment assurées.

Pour l'éclairage, l'huile minérale présentant trop de
dangers et d'inconvénients, on se sert de l'huile végétale
qui ne donne qu'une lumière fumeuse et vacillante, dont
les mauvais effets sont aggravés par le délabrement des
lampes à mettre « hors service ».

Mais leur défaut capital, outre le manque d'aération,
la suspension primitive et l'exiguité, est l'usage anachro-
nique des anciens poëles à charbon, d'un entretien difficile, malodorants, laissant diffuser des gaz toxiques. Le

courrier ambulant, très affairé, n'a guère le loisir de les surveiller utilement pour en régler la combustion inégale en raison des procédés rudimentaires de ventilation qui sont très insuffisants pour traverser tous les états atmosphériques.

Les Compagnies de chemins de fer ont dû, depuis longtemps supprimer dans les voitures de voyageurs ce procédé barbre qui n'est plus en usage que dans les petits wagons à impériale de court trajet, sur le réseau de l'Est. Mais leur présence est surprenante et sans excuse dans des wagons où un personnel ahanne pendant des nuits entières. Dans un endroit confiné, dans un volume d'air insuffisant et où le renouvellement de l'atmosphère est loin d'être assuré dans de bonnes conditions, la chaleur qu'ils procurent est insupportable pour les Agents placés dans leur voisinage et nulle pour ceux qui en sont éloignés.

« *Enfin, en cas de déraillement, de tamponnement, de choc violent, la rupture du foyer et la dispersion du brasier peuvent provoquer l'incendie et transformer un simple accident en catastrophe. Témoin le déraillement survenu à Odessa, le 24 novembre 1875, où 67 personnes furent brûlées vives et 40 grièvement blessées par les flammes. Les conclusions médicales sont formelles et unanimes au sujet d'un pareil usage* ». (Dr BENECH).

Le problème du chauffage a reçu d'autres solutions nombreuses. Que tarde-t-on à faire disparaître du Bureau Ambulant les procédés préhistoriques...

III. — **Les grands wagons** (14 et 18 mètres)

1° *Aération — Ventilation*

Art. 5 (décret du 10 mars 1894) : « *Les locaux ne seront jamais encombrés, le cube d'air par personne ne pourra être inférieur à 6 mètres cubes* ».

On comprend l'importance considérable que prend une telle question losqu'il s'agit de locaux d'un faible volume, habités par des réunions plus ou moins nom- breuses de travailleurs.

A la rigueur, on peut subir le froid ou la chaleur, mais pas le manque d'air et la question de la ventilation est celle qui se rattache le plus étroitement aux questions plus générales de l'hygiène. Elle est la condition pre- mière de la salubrité d'un habitat. En effet, l'air mal re- nouvelé, entrave la faculté respiratoire. C'est un fait que l'acide carbonique produit le ralentisement de la nutri- tion et l'affaiblissement de la vitalité des individus qui séjournent au sein d'une atmosphère viciée par un groupe humain exécutant un travail malsain. Cette vi- ciation résulte ici de la respiration, de la transpiration, des procédés de chauffage et des poussières.

Sans doute, dans un train, l'hygiène voit fatalement ses droits à tout instant compromis. N'y-t-il pas là cependant une question de plus ou de moins ?

« *Les maladies de l'appareil respiratoire sont peut- être les plus fréquentes de toutes. Elles sont le plus sou- vent causées par le manque d'air pur et respirable* ».

(Dr MARTIAL).

5

Les statistiques postales sont tragiquement éloquentes sur ce point.

Lorsqu'on lit sous la plume autorisée d'A. PROUST :

« *L'homme pour maintenir son atmosphère dans un état de pureté suffisant, a besoin de 59 mètres cubes d'air frais par tête et par heure* ». On se sent transporté en imagination dans les régions sereines de l'absolu scientifique. Il y a dans une telle affirmation de quoi rendre un ambulant soucieux pour longtemps.

L'ordonnance de police du 25 octobre 1883, moins rigoureuse n'exige que 14 mètres cubes par personne.

Ce dernier chiffre, quoique très restritif, est encore hors de proportion avec les possibilités dont on dispose dans un wagon.

« *Le Ministre déterminera, la Compagnie entendue, quelles devront être les dimensions minima de la place affectée à chaque voyageur* ». (Art. 12 du décret du 1er mars 1901, modifiant l'ordonnance du 15 novembre 1846).

A la vérité, ces dimensions telle que les fixe l'ordonnance précitée sont insuffisantes dans les wagons de voyageurs, comparativement aux prescriptions de l'hygiène moderne, mais elles vont s'améliorant de jour en jour. D'ailleurs, les compartiments ne sont pas toujours complets et, d'autre part, il existe des procédés de ventilation naturelle, utilisables pour des voyageurs amplement couverts et ne faisant, pour la plupart, que de courts et rares voyages.

Il en va tout autrement dans le Bureau Ambulant, lequel est un lieu de travail.

L'art. 5 du décret du 29 novembre 1904, dit à ce sujet : « *Les locaux affectés au travail seront largement aérés... L'aération sera suffisante pour empêcher une élévation exagérée de la température* ».

Les praticiens vont nous fixer sur le champ quant aux bases rationnelles de cette aération : « *Assurer une rentrée d'air neuf de 32 à 38 mètres cubes par heure et par personne. Cette exigence est un minimum absolu. De plus, l'air doit être neuf, rafraîchi, séché et amené au degré d'humidité voulu* ». (Dr MACÉ et Dr IMBEAUX). D'autre part, les physiciens s'accordent à admettre qu'une des conditions convenables de l'air respiré est que cet air, à la température de 15 à 16 degrés renferme une quantité de vapeur d'eau correspondant à un poids d'eau de 7 grammes environ par mètre cube d'air.

Pour réaliser ces conditions, il faudrait l'ouverture fréquente et prolongée des fenêtres et lanterneaux. Mais dans un wagon-poste, la chose est à peu près impossible et la faible quantité d'air est rapidement souillée par la respiration et les poussières. Le personnel travaille vêtu légèrement, le plus souvent en sueur. Il serait donc plus que dangereux d'établir un courant d'air très violent qui, de par le dispositif allongé parcourrait la totalité du bureau à la vitesse du train, sans préjudice des poussières de la locomotive et du ballast que le wagon serait ainsi appelé à subir dans le sillage souillé du convoi.

A ces causes, la ventilation naturelle est impossible ; elle ne peut se faire qu'en station et sous forme de courant d'air dangereux.

Pour compenser la rareté de l'air en le renouvelant fréquemment, le wagon-poste doit donc être nécessairement muni d'appareils spéciaux, permettant de régénérer et épurer sans cesse l'air vicié par des germes malsains ; d'en graduer modérément l'introduction suivant toutes les circonstances atmosphériques extérieures.

Dans cet ordre de choses, on n'a que l'embarras du choix, puisque chaque jour voit naître un progrès nouveau. Donnons à titre d'indications la description de de l'appareil de Pignatelli, adopté dans les wagons de luxe de la Compagnie d'Orléans. L'appareil permet de ventiler avec de l'air chaud en hiver, de l'air frais en été, toujours filtré et lavé préalablement.

« Cet appareil se compose essentiellement d'une manche à vent placée sur le toit des wagons et dont l'orifice est tourné vers l'avant du train de telle façon que lorsque le train est en mouvement, l'air extérieur s'engouffre dans cette manche et refoule, par l'intermédiaire de celle-ci l'air intérieur du compartiment ; cet air extérieur passe dans une caisse à eau où il se rafraîchit en été, et où, en même temps, il se débarrasse des particules de charbon, de la poussière qui peuvent le souiller. Il traverse ensuite des matières filtrantes métalliques et imputrescibles, constamment humectées par l'eau de la caisse.

« Cet air, ainsi purifié et rafraîchi, pénètre dans l'intérieur des compartiments d'où il chasse, à travers les fissures des portes et fenêtres, l'air vicié par la fumée et la respiration.

« Avec cet appareil, lorsqu'on a soin de fermer les fenêtres du wagon, on évite non seulement la poussière du ballast et la suie de la locomotive, mais on obtient également, en été, une diminution de température d'environ 3° centigrades ».

Un autre procédé en usage en Amérique, le ventilateur « Winchell » consiste en principe, à former au-dessus de la voiture, un réservoir d'air de 10 centimètres de hauteur par la superposition d'une toiture au-dessus du lanterneau. Ce réservoir sert de régulateur à la pénétration de l'air que l'on assure, en été, par l'avant ; en hiver, par l'arrière ; dans ce dernier cas, un dispositif dont nous parlerons plus loin, permet, en même temps, le chauffage de l'air ainsi introduit à volonté.

En Prusse, on utilise l'appareil de Schmidt, dans lequel l'air souillé est chassé par un aspirateur « Wolpert ».

D'autre part, MM. Albert Lévy et Pécoul ont construit des appareils fonctionnant automatiquement et permettant de savoir à tout moment la valeur de l'air respirable contenu dans un local. On a toujours ainsi, en temps utile, des avertissements sur la nécessité de ventiler. Pourquoi les wagons-poste ne seraient-ils pas pourvus de ces appareils révélateurs ?

Quoiqu'il en soit, il convient coûte que coûte, aux termes de la loi, d'assurer la ventilation permanente. Tous les moyens seront bons pour résoudre d'urgence cet important problème d'hygiène.

On ne peut d'ailleurs qu'applaudir aux efforts faits, à ce point de vue, depuis plusieurs années. Les wagons nouveau modèle qui vont prochainement entrer en circulation, réaliseront des progrès nouveaux. Est-il permis d'espérer qu'ils comporteront enfin tous les perfectionnements possibles ?

IV. — Chauffage et Réfrigération

« *Les voitures devront être chauffées dans des conditions approuvées par le Ministre... En cas d'insuffisance, le Ministre prescrira les dispositions qu'il jugera nécessaires* ». (Décret du 1er mars 1901. Art. 24.)

5*

« *La minceur des voitures et la vitesse du train faci-litent d'une part le refroidissement et nécessitent un chauffage assez puissant et, d'autre part, la dimension restreinte du compartiment à chauffer, rend ce chauffage assez difficile à répartir dans chacun des points de la voiture* ». (Dr BENECH).

Comme nous l'avons vu, le chauffage à l'aide de poëles a donc été condamné dans son principe et dans ses conséquences; il n'en est plus fait usage que dans les petits wagons.

A cause du travail en gare, le Bureau Ambulant doit toutefois posséder un appareil de chauffage absolument indépendant de celui du convoi.

A cet effet, les grands bureaux sont désormais munis d'un thermo-siphon. Ce procédé de chauffage est, à l'heure actuelle, le plus parfait, le moins nocif; les hygiénistes n'hésitent pas à lui donner la préférence.

Il a toutefois le grave défaut de chauffer l'air sans le renouveler. Il serait utile de le compléter par un dispositif spécial, dit chauffage direct-indirect, qui consiste à chauffer l'air destiné à ventiler le local.

D'autre part, le thermo-siphon est d'un réglage difficile et exige au moins une heure de chauffage préalable avant la mise en train. Ce procédé, quoique constituant un progrès, réclame encore des perfectionnements tant dans son fonctionnement propre, que dans la manière de placer les tuyaux de chaufferie.

Quant à l'importante question de la réfrigération, elle est à peu près complètement négligée.

Et cependant, l'excès de chaleur est aussi nuisible que le froid. La température de l'air sec devient dangereuse au delà de 35°. Au travailleur enfermé, dit l'hygiéniste, il faut assurer, en toute saison, une température appropriée au séjour de l'homme. Savoir : en hiver, de 17 à 18° et de 20 à 25° en été, au maximum.

Êtes-vous jamais monté dans un wagon-poste exposé aux chaleurs caniculaires ? La sensation est intraduisible.

Il y aurait encore là une série de mesures utiles à ordonner.

« *Pour lutter conte l'action solaire, un moyen économique consisterait, comme cela se fait dans certains pays, à badigeonner à la chaux la toiture des wagons.*

« *Une autre précaution consisterait à garer les wagons à l'ombre sous des hangars avant leur mise en circulation et de plus à arroser d'eau leur toiture* ».

(Dr BENECH).

Il existe, en outre, des appareils permettant un réglage rapide de la température. Voici la description de l'appareil en usage sur les grands express européens :

« *L'air à introduire s'engouffre dans une manche à vent. Cet air circule ensuite dans un serpentin placé lui-même au milieu d'une caisse contenant un mélange de glace et de sel. Cet air ainsi rafraîchi pénètre ensuite dans le wagon de manière à n'incommoder nullement les voyageurs* ».

Est-on bien fondé à demander l'installation de cet appareil dispendieux sur le bureau roulant ?

La réponse n'est pas douteuse : l'Ambulant est un travailleur ; à ce titre, nul moyen ne doit être écarté pour diminuer les risques qui le menacent et qui se révèlent dans les statistiques de longévité.

Il semble, en tout cas, qu'il serait facile de prendre les

mesures énoncées plus haut (blanchissage à la chaux, etc.) en attendant de compléter ce progrès par l'établissement d'appareils perfectionnés.

V. — Éclairage

L'air et une température normale ne sont pas seulement nécessaires à la salubrité, la lumière est tout aussi importante, tant pour la santé générale que pour l'organe de la vision.

L'éclairage électrique est réalisé dans le Bureau Ambulant par des dynamos commandées par l'essieu et chargeant des accumulateurs. Cet éclairage a l'immense avantage de ne pas vicier l'air, il est, en général, assez intense et uniforme, mais l'éclat de ces foyers lumineux trop brillants a l'inconvénient grave d'être vu directement et d'éblouir les yeux : grande cause de fatigue. Il conviendrait, en conséquence, aux techniciens de trouver un dispositif moins sommaire.

Malgré ce défaut spécifique, il est évident que qualitativement et jusqu'à nouvel ordre, le problème est là résolu de façon satisfaisante. Cela est primordial pour l'ambulant, la vacillation de la lumière a les mêmes effets sur l'œil que les oscillations du train et ces deux mouvements se compliquent l'un l'autre.

En songeant au petit wagon, nous citerons utilement, pour mémoire, les conseils suivants émis dans la *Gazette des Hôpitaux*, par le Dr COURSSERANT : « *Éviter autant que possible toute lecture en chemin de fer* (!) *Les personnes qui lisent en chemin de fer exercent leur faculté d'accommodation dans des circonstances très défavorables.*

1° *La lumière est souvent inffisante et cette insuffi-sance les force à trop rapprocher l'objet en lecture.*

2° *La vacillation continuelle de ce dernier, par suite de l'oscillation des wagons, varie à chaque instant la distance à laquelle doit s'exercer la vision distincte. De là une tension soutenue et forcée des puissances char-gées d'établir l'accommodation; de là des lésions orga-niques primitivement de nature congestive, suivies fata-lement de lésions fonctionnelles plus ou moins graves. De là, enfin, les désorganisations de la choroïde, etc... »*

Certes, ces conseils semblent peu destinés au person-nel ambulant : ils n'en sont que plus suggestifs.

Si la lecture est, en effet, dangereuse pour le voya-geur, que sera-t-elle pour le déchiffreur, appelé à lire sans relâche pendant des heures consécutives, des sus-criptions d'une incorrection parfois énigmatique, sans parler des écritures qui, bien que correctes, présentent des différenciations toujours pénibles en raison de la lecture accélérée.

VI. — Les trépidations

Donc, la trépidation imprime à la lettre un tremble-ment constant et l'ambulant pour lire dans ces condi-tions, est obligé de déployer une somme considérable d'attention et de volonté.

On a vu, par la citation précédente, que cet exercice visuel prolongé, exerce sur la rétine une influence con-gestive, entraînant à la longue des lésions organiques et fonctionnelles.

Trop nombreux sont les Agents trieurs qui doivent, de ce fait, prématurément recourir à l'art de l'opticien.

Les trépidations sont :

1° *Latérales,* partant sinueuses; elles proviennent alors de l'écartement irrégulier des rails.

Les voitures composant la queue du train les éprouvent plus fortement que la partie médiane du convoi. Or, actuellement, les wagons-poste sont presque toujours attelés en queue des trains.

2° *Verticales,* elles ont alors des causes multiples.

3° Le véritabe roulis, provenant de ce que l'attelage des wagons étant le plus souvent assuré, au cours d'une manœuvre hâtive, les wagons dansent les uns par rapport aux autres et provoquent chez le personnel qui travaille debout, outre les accidents divers, tels que : écroulement des sacs, éparpillement des piles de lettres, etc., de véritables troubles fonctionnels, pouvant provoquer à la longue des lésions graves, entraînant des indispositions, qui, réitérées, ébranlent le système nerveux et peuvent compromettre l'état de santé.

Le Dr HUCHARD s'exprime ainsi dans le *Journal des Praticiens :* « *En dehors des dangers que présentent les fréquentes et violentes trépidations des trains, il existe, à l'insu de bien des gens et même des médecins, des accidents produits par cette cause chez les cardiaques artériels. C'est la trépidation du chemin de fer, si prompte à produire des phénomènes de congestion rénale et d'excitation génito-urinaire* ».

A ces divers inconvénients, plus ou moins graves, il peut être donné d'importantes atténuations :

1° En rappelant la circulaire du 14 février 1881, qui invite les Compagnies à placer autant que possible le wagon-poste au milieu du train.

2° En veillant à ce que l'attelage proprement dit, soit fait de telle façon, que l'intensité des chocs résultant de l'arrêt du convoi ou de la différence de vitesse des voitures voisines soit limitée à celle de la dépression des ressorts des tampons.

VII. — Poussières

Les règlements administratifs sur l'hygiène industrielle, prescrivent la captation et l'élimination des poussières. Le principe en a été posé par la loi du 12 juin 1893. Depuis lors, cette question a fait des progrès sensibles dans l'industrie privée.

Les poussières du Bureau Ambulant, de toutes origines, entraînent des micro-organismes virulents ; c'est ainsi que se propagent des maladies infectieuses redoutables : la tuberculose, notamment, pour n'en citer qu'une.

« L'action qu'elles exercent sur l'organisme humain est toujours néfaste ; les désordres qu'elles provoquent peuvent être plus ou moins profonds, ou avoir des conséquences plus ou moins graves ; elles peuvent agir soudainement, causer une intoxication aiguë, ou, au contraire, insidieuse, lente. Même lorsqu'elles n'ont qu'une action purement mécanique (ce qui est toujours difficile à constater) les poussières ont une répercussion désastreuse sur les tissus, engendrent des lésions dangereuses ; elles provoquent parfois des pneumonies à évolution rapide et fatale. Le chiffre de la mortalité s'élève, dans l'industrie, proportionnellement à la souillure de l'atmosphère respirée ».

(Marcel FROIS).

Il existe, pour le captage des poussières, divers procédés que nous n'avons pas à passer en revue : par voie humide, par aimantation, par l'air, l'air comprimé, la vapeur.

Qu'il suffise de dire que la loi considère leur élimination comme toujours possible et qu'un arrêt de la Cour de Cassation, du 27 mai 1898, constitue pour tout employeur, l'obligation légale de les faire évacuer sans distinction aucune, au dehors des locaux de travail, au fur et à mesure de leur production. Le décret du 29 novembre 1904, qui a remplacé celui du 10 mars 1894, a reproduit les mêmes paragraphes de l'article 6 qui vise la formation des poussières et l'interprétation du Conseil d'Etat conserve ainsi toute sa valeur.

Or, dans les Bureaux Ambulants, notons, avec regret, que l'installation du dépoussiérage est nulle, puisqu'elle se borne à la ventilation actuelle, qui est le plus souvent inutilisable, sous peine, comme il a été dit, d'exposer le personnel en sueur à des courants d'air mortels.

Outre le nettoyage méticuleux des sacs, il conviendrait donc, à ce titre spécial, de revendiquer l'application urgente d'une ventilation rationnelle et permanente.

Citons, à titre documentaire, les mesures prises par l'Administration de la Compagnie du Nord, en ce qui concerne les wagons de voyageurs.

« *Proscription du balayage à sec. Remplacement des tapis en moquette par du linoléum ou de l'incrusta. Etude du nettoyage humide des wagons. Démontage et battage mécanique en vase clos des étoffes de toutes sortes, toiles, moquettes, etc.* »

Formons enfin le vœu qu'une telle initiative aura sa répercussion, même tardive, dans les services postaux où de nombreuses lacunes menacent de s'éterniser sous prétexte de difficultés financières et de sacrifices prétendus considérables.

VIII. — Nettoyage

Dans la loi du 12 juin 1893, entre autres dispositions, il est dit que « *les établissements ou ateliers de tout genre doivent être tenus dans un constant état de propreté* ».

Le Dr BÉNECH constate, dans son ouvrage déjà cité : « *En principe, d'après les règlements, à l'arrivée au point terminus, chaque wagon doit être l'objet d'un nettoyage complet. Mais il ne faut jamais être monté en wagon pour croire encore à l'efficacité de ce nettoyage réglementaire.* »

Sans doute, le wagon-poste est, lui aussi, lavé à grande eau extérieurement, et les cuivres en sont rendus brillants. Mais les tapis sont vierges d'un vrai nettoyage, tel que le prescrivent les hygiénistes ; quant à la pile de sacs vides, ils sont pour la plupart nauséeux et recouverts d'une crasse innommable. Il est tels sacs, dont l'aspect annonce des intervalles de plusieurs années entre deux nettoyages.

Nous savons très bien que par l'encre d'imprimerie, la poussière du papier, les intempéries au cours des transbordements sur les quais des gares, et toutes les manipulations variées dont ils sont l'objet, les sacs sont d'un nettoyage et d'une désinfection fort difficiles. Sans prétendre toutefois à un résultat parfait, il est évident que cette question primordiale d'hygiène est un peu trop abandonnée. La difficulté est grande. Est-ce une raison pour ne rien tenter ou presque rien ? Nous prétendons

6

le contraire. Ne serait-ce que l'application de la méthode qui consiste à faire la part du feu.

« *Rideaux, tapis, planchers, combien de fois souillés, jamais sérieusement nettoyés, sont autant de dangers d'infection et si nous ajoutons à cela le faible cubage d'air et le perpétuel mouvement de l'atmosphère, nous aurons réalisé le lieu idéal présentant toutes les conditions favorables à la transmission de la tuberculose.*

« *Les tapis sont des refuges excellents, d'où surgiront à tout venant les poussières contaminées. Cet inconvénient doit-il les faire proscrire ? Non, car ils atténuent les trépidations ; mais il faut insister sur leur nettoyage et leur désinfection* ».

(Dr BENECH).

Il convient, d'ailleurs, de plaider, en faveur des laveurs, les circonstances atténuantes, en considération des moyens insuffisants dont ils disposent.

Le balayage à sec est, par exemple, le seul mode de nettoyage des planchers. Il est inutile d'insister sur les dangers d'un semblable procédé, car outre les poussières et déchets, il y a la malpropreté pure et simple. Une partie de la souillure, ainsi soulevée en tourbillons, reste fatalement collée aux parois des cases qui devraient être lavées avec l'adjonction d'un antiseptique (sublimé, crésyl, etc.).

Si ce lavage, peu onéreux, était assez fréquent, il limiterait heureusement la quantité toujours considérable des poussières organiques et des miasmes innommés, agents dangereux de contamination, « *la saleté augmentant pour le personnel les risques de tuberculisation dus au défaut de l'installation* ».

(Dr DEMARTIAL.)

A signaler aussi les water-closets mal tenus, dépourvus d'appareils à fermeture et souvent sans eau.

IX. — Résumé

Les petits wagons devraient tous avoir disparu, au moins dans les services de nuit.

Quant aux grands wagons, bien que de construction récente, ils sont encore imparfaits et présentent de nombreuses causes d'insalubrité qui sont une menace continuelle pour la santé du personnel. Il ne faut pas se les dissimuler, mais, au contraire, les bien envisager pour en venir à bout.

La transformation totale du matériel s'impose. Elle est déjà commencée, mais combien lente! Combien défectueux sont encore les moyens de ventilation, de désinfection, d'entretien, de réfrigération pendant l'été.

Ces défauts sont, sans doute, difficilement surmontables; il serait coupable de laisser s'accréditer cette pensée qu'ils sont irrémédiables.

La science, l'expérience, ont donné de tous ces problèmes diverses solutions. Il est temps de les appliquer à ces locaux étroits, où peinent, dans les pires conditions d'hygiène, des collectivités soumises à des épreuves médicalement reconnues comme dangereuses.

Des questions de finances ne sauraient raisonnablement en ajourner l'exécution. Les plus-values du budget postal permettent amplement quelques sacrifices. Outre l'argent, il y faut aussi un effort sérieux de bonne volonté. La question est assez grave pour réclamer toute la sollicitude des Pouvoirs Publics. Jamais elle ne s'emploiera à un œuvre plus pressante et plus salutaire.

X. — L'Hygiène et le Statut
des Fonctionnaires

Maintenant, si nous reprenons les choses de plus haut, une question de pose nécessairement, à la veille de la discussion sur le statut des fonctionnaires. L'hygiène publique, avons-nous constaté, est un problème à la solution duquel l'Etat apporte tous ses efforts. Que ne se hâte-t-il de donner l'exemple ? Il ressort de maintes enquêtes que les locaux mis à la disposition de ses agents sont tout aussi sujets à critique que les locaux commerciaux ou industriels.

L'Etat doit-il réaliser, à la lettre, dans ses propres services, le programme qu'il a si judicieusement imposé à l'industrie et au commerce privés ? Doit-il, comme le particulier, veiller à la santé de ses collaborateurs ?

Il semblerait que poser juridiquement une pareille question équivaut à la résoudre. Or, il n'en est rien.

Bien que la responsablilité de l'Etat ait été établie sur ce point par divers arrêts du Conseil d'Etat, notamment en mai 1907, à l'heure actuelle les locaux des Administrations publiques échappent encore paradoxalement à l'action de l'Inspection du Travail.

A la motion Pourcines, au 3e Congrès de l'Hygiène et de la Sécurité des Travailleurs : « *Nous devons réclamer, lorsque l'Etat joue le rôle de l'industriel, qu'il ne puisse, tout le premier, échapper aux obligations de la loi de 1893* », M. le Ministre du Travail répondait, le 27 mai 1907 :

« *Monsieur,*

« *En réponse à votre communication du 8 mai 1907, j'ai l'honneur de vous informer que la loi des 12 juin*

1893-11 juillet 1903, est applicable aux bureaux de l'Etat qui dépendent des services ayant un caractère industriel ou commercial ».

Alternative décevante si l'on songe que de par l'article 4 de la loi de 1893, l'Etat échappe à l'Inspection du Travail, en déclarant qu'elle pourrait être dangereuse en matière de défense nationale, et que l'article 12 dit que « *la loi n'est pas applicable à l'Etat, même si l'inspecteur a le droit d'entrer dans les ateliers* ».

Ce concept est inadmissible. La loi doit être modifiée de façon à ce qu'elle puisse être applicable à tous les Etablissements administratifs de l'Etat.

Toute argumentation contraire ne peut être que spécieuse. Au reste, elle ne saurait reposer sur aucun principe de droit.

Le décret de 1810 lui-même dit, à l'article 9 : « *Les Etablissements de l'Etat sont soumis aux formalités prescrites, sauf ceux dont l'existence intéresse la sécurité et la défense du territoire* ». Qu'est-ce à dire, sinon que pour tous les autres l'Etat est tenu, comme un simple particulier, de se conformer aux prescriptions légales.

Le 12 janvier 1909, M. Charles Beauquier, député du Doubs, a déposé un projet de loi ayant pour objet de fixer certaines règles d'hygiène en matière d'habitat, dont le dernier article dit : « *Ces prescriptions sont applicables aux Administrations publiques* ».

N'est-ce pas ainsi que l'entendait également M. le Garde des Sceaux lorsqu'il adressait, il y a trois mois à peine, une circulaire aux Procureurs généraux au sujet de l'hygiène dans les études des officiers ministériels? « *Il a été signalé*, écrit le Ministre, *que souvent ces locaux seraient trop exigus par rapport au nombre des personnes qui doivent y séjourner, ou humides, ou mal éclairés ou insuffisamment aérés. Un pareil état de choses est absolument contraire aux prescriptions élémentaires de l'hygiène et ne peut que favoriser le développement des maladies contagieuses, notamment de la tuberculose ».*

Ceci posé, sans suspecter la surveillance hygiénique qu'une Administration bien dirigée peut exercer sur elle-même, ne serait-il pas utile et nécessaire que les services directement compétents de l'hygiène (Inspection du Travail) puissent prévenir, par un contrôle effectif tout relâchement possible dans l'observance des règlements, ou même suppléer leur insuffisance dans bien des cas? Ne pourrait-on organiser, comme cela a lieu pour les chemins de fer, des Commissions sanitaires composées de médecins et de délégués du personnel, ayant pouvoir de juger en fait, et sans autre appel que des vérifications contradictoires, toutes les questions sanitaires?

Ne réaliserait-on pas ainsi un des grands principes de la justice vraiment sociale?

Le fonctionnaire, quel qu'il soit, a-t-il, sous la protection des lois existantes, comme tout prolétaire, le droit primordial de veiller à la protection de sa santé, conséquemment de sa vie?

CONCLUSIONS

Créée dans l'intérêt général, la Poste fait partie des institutions sur lesquelles la société est établie; elle est un des agents importants de la vie sociale. Or, bien que les conditions commerciales et techniques aient profondément évolué, le service postal ambulant obéit encore, ou à peu près, aux mêmes règlements qui présidèrent à sa création. L'esprit routinier fait cependant plus particulièrement sentir ses mauvais effets dans une Administration qui gère un service public. Plus que jamais, à notre époque de vie intense, qui dit lenteur dit stagnation.

Les Directeurs ont été amenés, à plusieurs reprises, dans des documents publiés, à présenter le saisissant tableau de leurs embarras et de leurs préoccupations. Le service postal depuis 50 ans marche de crise en crise.

Déjà, en 1866, M. Vandal écrivait : « *Le service est en présence d'une marée qui monte et qui menace de tout submerger* ». M. Riant, onze ans plus tard, jettera généreusement à la tribune ce vibrant cri d'alarme : « *...Voilà une situation navrante mais vraie de la Poste; voilà ses besoins, besoins d'autant plus impérieux que l'avenir s'annonce comme devant nous apporter à bref délai une nouvelle recrudescence de travail dont la perspective serait un objet d'effroi si le statu quo devait se prolonger davantage... Il est pour moi de toute évidence que le service atteint les dernières limites d'une tension excessive; que tous les expédients sont épuisés; que le personnel actuel produit plus qu'il n'est convenable d'exiger des forces humaines; que l'insuffisance de notre matériel se trahit à tout instant...* »

Sans doute, il y a eu depuis cette époque d'immenses progrès accomplis ; mais des besoins nouveaux ne naissent-il pas chaque jour ? Sans doute a-t-on connu, ici comme partout, des époques de tâtonnements où les prévisions erronées ont pu entraîner des situations provisoirement difficiles. Mais à l'heure actuelle les difficultés réelles ne sont-elles pas connues ?

Nul doute que le monopole postal soit légitime. Il est nécessaire pour l'unification des règles et des tarifs. Comme l'a dit M. Edgar Bonnet (1) : « *Abandonnée à l'initiative privée et au libre jeu de la concurrence, l'industrie postale porterait ses efforts sur les seuls points où l'attirerait l'espérance d'un trafic rémunérateur* ». L'intérêt général du pays est donc la raison d'être du monopole ; mais l'Administration qui exploite ce monopole contracte, envers le public, l'obligation de donner satisfaction à ses légitimes exigences, de favoriser les communications, de perfectionner sans relâche les moyens d'action dont elle dispose pour les tenir à la hauteur des besoins économiques et des progrès de chaque jour : tel est le but constant qui doit s'offrir à ses efforts.

Le personnel, en dépit de son initiative et de son énergie, se surmène trop souvent, vainement, pour suppléer une organisation qui n'évolue pas assez vîte.

Que manque-t-il ? Un matériel et des règlements adaptés aux conditions actuelles. Les règlements administratifs sont, en effet, un poids mort écrasant pour un organe qui a besoin d'être de plus en plus vivace ; ils représentent la stabilité immuable. Or, la Poste, on ne saurait trop y insister, est trop subordonnée aux va-

---

(1) L'étude de M. E. Bonnet a été consultée utilement.

riations de milieu pour cristalliser dans des métho-
des surannées.

Au reste, la circulaire ministérielle de l'automne
(1912) atteste que les Pouvoirs Publics se sont émus à
nouveau : Sans proclamer formellement la nécessité
d'une réforme organique des services, n'en reconnaît-
elle pas implicitement les insuffisances par les exhor-
tations qu'elle adresse aux initiatives fécondes, à tous
les degrés de la hiérarchie?

Une fois entre autres, le cri d'alarme aura été jeté par
l'autorité suprême. C'est d'un bon augure. Mais pour
mener à bien l'entreprise et modifier tant soit peu la
routine existante, il faudra du temps et beaucoup de
continuité dans l'effort.

La réorganisation, dût-elle entraîner des sacrifices
momentanés, est indispensable pour replacer et maintenir le service au niveau de son rôle; pour qu'elle pro-
duise tous ses effets, il faut non seulement qu'elle fasse
disparaître les faiblesses de la situation présente, mais
prévoir qu'elles ne se renouvellent pas dans un avenir
prochain.

Consécutivement à l'impulsion venue de si haut, il
y aura, n'en doutons pas, des progrès réalisés; mais le
fond du problème risquera de demeurer longuement
intact tant qu'on n'aura pas proportionné les mesures
d'adaptation et d'amélioration en considération des services rendus.

Pareille œuvre ne pourra être menée à bien que grâce
à l'autonomie budgétaire et administrative des services
postaux. Faute de quoi le régime restera faussé dans
son économie, car l'Etat « *considère budgétairement les
monopoles comme des entreprises financières, alors qu'ils
n'ont leur origine et leur justification que dans l'intérêt*

général; alors qu'il s'agit en principe de services d'utilité publique et comme tels ne comportant point de contributions ». (E .FAGUET.)

A-t-il le droit de considérer les tarifs postaux comme une branche d'impôt et une source de revenus publics? L'erreur remonte à l'ordonnance de Louvois.

La loi de 1792 en a rectifié libéralement le principe en ne considérant ce bénéfice (illégitime en droit) comme tolérable qu'autant qu'il ne sera pas obtenu aux dépens du public d'une part, du personnel de l'autre, et qu'il ne laissera le service en souffrance sur aucun point.

Entre 1905 et 1911, le budget des Postes s'est liquidé annuellement par un excédent de recettes qui oscille entre 44 et 92 millions.

En 1911, il est de 56 millions de francs!

Ce chiffre comporte, d'une part, l'amélioration de la situation du personnel et, d'autre part, le perfectionnement des moyens d'exécution suivant un plan d'ensemble par la mise au point et l'entretien plus soigneux d'un matériel qui, trop souvent, n'est pas en rapport avec l'importance croissante du trafic, non plus qu'en harmonie avec les plus élémentaires exigences de l'hygiène moderne.

Novembre 1912.

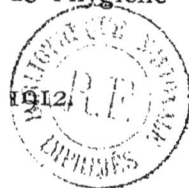

TABLE DES MATIERES

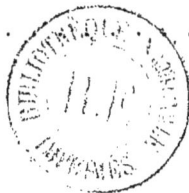

MARQUE SYNDICALE — EMANCIPATRICE, 8, RUE DE PONDICHÉRY, PARIS (XVᵉ) — 6180-3-13.

www.ingramcontent.com/pod-product-compliance
Lightning Source LLC
Chambersburg PA
CBHW070902210326
41521CB00010B/2021